AF322426

INSTRUCTION

RELATIVE

AUX MÉDICAMENTS ET AU MATÉRIEL

QUE LES CORPS DE TROUPE SONT AUTORISÉS A TIRER

DES

ÉTABLISSEMENTS DU SERVICE DE SANTÉ

POUR

L'APPROVISIONNEMENT DES INFIRMERIES RÉGIMENTAIRES

13 AOUT 1899

(Extrait du *Journal militaire*, 2ᵉ semestre 1899, nᵒ 34.)

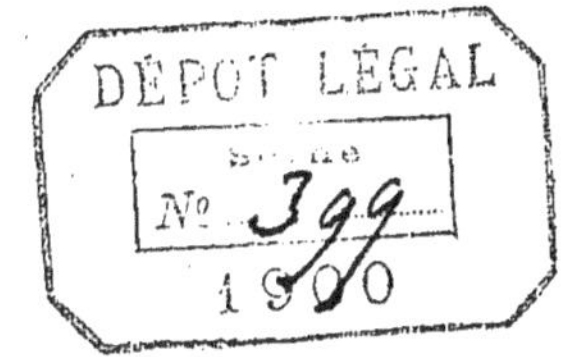

Afin d'assurer l'exécution des prescriptions du décret portant règlement sur le service de santé à l'intérieur, et par application des dispositions de la nouvelle nomenclature générale du matériel du service de santé, le Ministre a décidé que les corps de troupe se conformeront désormais aux prescriptions suivantes pour l'approvisionnement des infirmeries régimentaires :

I. — Moyens de pourvoir à la fourniture du matériel et des médicaments :

Voir l'article 76 du règlement sur le service de santé à l'intérieur.

II. — Les directeurs du service de santé doivent veiller avec le plus grand soin à ce que les demandes trimestrielles ne comportent que les objets présumés nécessaires, et ils comparent, à cet effet, les quantités demandées aux quantités existantes ; *ces dernières doivent toujours être indiquées sur l'état de demande (modèle annexé au règlement sur le service de santé à l'intérieur).*

Conformément aux prescriptions de ce règlement, il sera établi, en double expédition, des demandes spéciales séparées : l'une pour les médicaments, réactifs et accessoires à provenir des pharmacies, l'autre pour le matériel de pansement et le matériel à fournir par les magasins.

III. — Les médecins des corps de troupe sont tenus de ne porter sur leurs demandes que des quantités fixes en nombres ronds, déterminées par le tableau indicatif (quantités pouvant être demandées pour trois mois), entre lesquelles ils choisiront celles qui répondent le mieux aux besoins à prévoir. Dans les cas exceptionnels où la quantité maximum sera insuffisante, elle devra être augmentée de l'une des quantités fixes et l'on expliquera le motif de cet excédent dans la colonne des observations. Il est expressément rappelé, à cette occasion, que les médecins chefs de service doivent toujours se rendre un compte exact des restants avant de procéder à l'établissement de leurs demandes de médicaments, afin d'éviter toute majoration d'approvisionnement.

IV. — Les récipients vides et les matériaux d'emballage seront restitués aux établissements livranciers, toutes les fois que les frais d'expédition seront inférieurs à la valeur de ces objets.

Les récipients devront toujours être propres, en parfait état et prêts à être utilisés. Les frais de transport des objets reconnus inutilisables seront mis à la charge des expéditeurs.

Pour éviter les envois trop fréquents, les réexpéditions ne devront avoir lieu que lorsque le poids ou le volume du matériel à expédier atteindra un chiffre convenable; mais on n'attendra jamais qu'il y ait accumulation excessive du matériel.

V. — Dans le but d'éviter les accidents et de prévenir toute méprise dans l'exécution du service, il convient de placer chaque médicament dans le récipient qui lui est assigné par la nomenclature. *Ce matériel spécial de contenants n'a aucun rapport avec le matériel d'expédition :* il sert à la manutention des médicaments dans le service de l'infirmerie. Ces récipients doivent toujours être revêtus d'une étiquette indiquant la tare du contenant, et, en grosses lettres, le nom de la substance (1). Si celle-ci est destinée à l'usage externe, on ajoute une étiquette rouge orangé.

VI. — On n'emploiera plus désormais, pour quelque usage que ce soit, des bouteilles à vin ou ayant contenu des eaux minérales. Les distributions des boissons : vin, eau, tisanes, seront effectuées à l'aide de récipients en poterie ou de carafes à eau.

VII. — 1º Les substances pharmaceutiques des infirmeries régimentaires seront renfermées dans deux armoires distinctes: l'une contiendra les médicaments non énumérés dans la liste réglementaire des substances toxiques ; l'autre renfermera tous les produits toxiques, solides ou liquides, qui figurent dans cette liste ;

---

(1) Les hôpitaux militaires sont, de leur côté, tenus d'inscrire la tare sur les récipients d'expédition.

2º Cette seconde armoire prendra le nom d'armoire aux poisons. Elle sera construite aux frais de la masse d'infirmerie et autant que possible par la main-d'œuvre militaire. Elle aura des dimensions suffisantes pour que les récipients de grande capacité contenant des solutions étendues y trouvent place et soient situés à la hauteur la plus convenable pour leur maniement et leur usage.

Elle sera établie soit en hauteur, soit en largeur, c'est-à-dire que sa forme sera appropriée à la place qui sera disponible dans le local destiné à la recevoir ;

3º La notice sur la tenue de l'armoire aux poisons dans les infirmeries régimentaires, ainsi que la liste des substances toxiques qui doivent y être renfermées, seront placardées sur le côté intérieur des battants de la porte de l'armoire aux poisons.

Les armoires ainsi confectionnées au compte de la masse d'infirmerie seront prises en charge dans les comptes de ladite masse et inscrites en tête du registre d'alimentation.

VIII.—Les bandages herniaires, les bas élastiques, les lunettes, les suspensoirs en tricot, nécessaires aux militaires, seront délivrés par les hôpitaux militaires et hospices civils dans les conditions déterminées par le règlement sur le service de santé.

IX. — La lampe modérateur de la salle de visite ainsi que les appareils et produits nécessaires à l'éclairage des salles de l'infirmerie sont achetés au compte de la masse de l'infirmerie. (Notice nº 33 du règlement sur le service de santé à l'intérieur.)

X. — Les médecins chefs de service devront, quand les locaux le permettront, faire procéder au blanchissage à l'économie du linge à pansement de l'infirmerie, au moyen des lessiveuses introduites dans la nomenclature. La lessiveuse sans foyer sera employée lorsqu'elle pourra s'adapter aux fourneaux de l'infirmerie.

Les quantités de savon et de cristaux de soude à employer pour le lessivage de 1 kilogramme de linge à pansement sont approximativement de :

Cristaux de soude : 50 à 70 grammes.
Savon :   25 à 30 grammes.

XI. — Pour diminuer autant que possible les frais de transport, les corps de troupe stationnés dans les garnisons dépourvues d'hôpital militaire sont autorisés à se procurer directement, par voie d'achat sur place, les matières et objets suivis de la lettre A, lorsque ce prix d'achat ne dépassera pas de 10 p. 100 le prix ministériel inscrit dans la nomenclature.

XII. — Le matériel de mobilisation dont ces corps sont détenteurs doit toujours être tenu au complet et en bon état d'entretien.

Les médecins chefs de service devront procéder à des visites fréquentes et assurer le renouvellement et l'entretien du matériel et des médicaments de réserve d'après les dispositions prévues par la notice 34 annexée au règlement sur le service de santé à l'intérieur.

XIII. — Les corps de troupe devront classer leur matériel de réserve sous les numéros ci-après de la nomenclature générale du service de santé :

XVI et XVII.	Chargement de voitures médicales régimentaires...............		
XXI.	Cantines médicales (paire de)............................		
XXIII.	Chargement de petite voiture pour blessés....................		
XXVIII.	Equipement de l'infirmier régimentaire......................	À décompter aux prix des tableaux indicatifs de la composition de ces unités.	
XXIX.	Musette à pansement...................................		
XXXII.	Rouleau de secours aux asphyxiés.........................		
XXXIII.	Sac d'ambulance.......................................		
XXXIV.	Sacoches d'ambulance (paire de).........................		
XL.	Paniers de réserve de pansement pour le service régimentaire (paire de)...		
2 26.	Trousse d'infirmier....................................	15 00	
62 32.	Brancard articulé avec bretelles (à hampes pliantes). *Spécial aux troupes de montagne*..................................	30 00	
62 33.	Brancard avec bretelles..................................	25 00	
62 35.	Brassard de neutralité pour sous-officiers et soldats............	0 50	
64 2.	Bâche pour brancard articulé (pour un brancard)...............	13 00	

XIV. — Lorsqu'ils changent de garnison, les corps de troupe se conforment aux prescriptions du règlement sur le service de santé pour le matériel et les médicaments de l'infirmerie régimentaire; mais ils emportent le matériel de mobilisation dont ils sont détenteurs, à l'exception de celui qui appartient à l'armée territoriale, qui doit être pris en charge par le corps arrivant.

Jusqu'à leur épuisement, ou jusqu'à ce que leur mise hors de service ait été prononcée, les médicaments et objets qui existent dans les infirmeries régimentaires, et qui ne sont pas compris dans la nouvelle nomenclature, seront inscrits avec des lettres : A, B, C, à la suite des numéros détaillés dont ils peuvent être rapprochés.

Les directeurs du service de santé sont chargés d'assurer l'exécution de ces dispositions, notamment en ce qui concerne les échanges entre le service courant et la réserve de guerre.

Notice sur la tenue de l'armoire aux poisons dans les infirmeries régimentaires.

1° L'armoire aux poisons ne devra contenir que des substances toxiques énumérées dans le tableau ci-dessous, à l'exclusion de tout autre médicament ou objet de quelque nature qu'il soit ;

2° Les mots « armoire aux poisons » seront peints extérieurement, en lettres rouges majuscules bien apparentes, sur la porte ;

3° L'armoire doit être munie d'une serrure, dite de sûreté, dont les clefs seront conservées personnellement par les médecins des corps de troupe ;

4° L'armoire doit être placée dans un endroit bien éclairé, de manière à permettre facilement la lecture des étiquettes ;

5° *Étiquettes.* — Elles seront toutes en papier rouge orangé.

La nature de substance et le titre des solutions ser   nettement indiqués.

La dénomination doit porter en gros caractères le mot qui rappelle la propriété toxique. Ainsi l'on écrira :

Alcoolé d'extrait **d'Opium** ;
Atropine sulfate ;
Solution **phéniquée** au 20ᵉ ;

6° Toutes les substances solides ou liquides, y compris leurs solutions étendues, seront toujours placées dans des fioles ou flacons colorés munis de leurs étiquettes.

Tous les contenants devront, en outre, être entourés d'une bande de papier rouge orangé, large de un à trois centimètres, selon leurs dimensions. Cette bande doit faire le tour complet du flacon et les deux bouts doivent se recouvrir. Entre la bande et l'étiquette sera placée une étiquette : **Poison.**

Liste des substances toxiques qui doivent être renfermées dans l'armoire aux poisons des infirmeries régimentaires (à l'exclusion de tout autre médicament ou objet de quelque nature qu'il soit).

Acide azotique du commerce.
Acide chlorhydrique pur.
Acide chromique cristallisé et ses solutions.
Alcoolé d'extrait d'opium.
Antimoine. Emétique pulvérisé.
Antimoine. Kermès officinal.
Argent. Azotate d'argent cristallisé et ses solutions.
Atropine. Sulfate et ses solutions.
Caustique à l'azotate d'argent fondu.
Caustique de Vienne en poudre.
Chloroforme anesthésique.
Cocaïne. Chlorhydrate et ses solutions.
Extrait d'opium, en pilules de 0 gr. 05.
Iodoforme pulvérisé.
Mercure. Calomel.
Mercure. Protoïodure de mercure, en pilules de 0 gr. 025.
Morphine. Chlorhydrate et ses solutions.
Plomb. Sous-acétate de plomb liquide.
Poudre de sublimé corrosif composée (provenant des versements des réserves).
Sinapisme liquide.
Solution de sublimé corrosif concentrée au 10⁰.
Toutes les solutions de sublimé corrosif étendues (y compris la liqueur de Van Swieten).
Solution phéniquée concentrée à 1/2.
Toutes les solutions phéniquées étendues.
Chlorure de zinc liquide et solutions étendues.
Zinc. Sulfate de zinc officinal.

TABLEAU

indiquant les médicaments, les objets de pansement et le matériel que les conseils d'administration des corps de troupe sont autorisés à tirer des établissements du service de santé pour les besoins des infirmeries régimentaires.

TABLEAU indiquant les médicaments, les objets de pansement et le maà tirer des établissements du service de santé

*tériel que les conseils d'administration des corps de troupe sont autorisés
pour les besoins des infirmeries régimentaires.*

	DÉNOMINATION ET CLASSIFICATION DES MATIÈRES ET OBJETS						
PAR UNITÉ SOMMAIRE.		PAR UNITÉ DÉTAILLÉE.		UNITÉ RÉGLEMENTAIRE.	PRIX MINISTÉRIEL.	QUANTITÉS fixes constituant l'approvisionnement d'une infirmerie.	OBSERVATIONS.
Numéro.	Dénomination.	Numéro.	Dénomination.		fr. c.		
1	Boîtes d'instruments de chirurgie mod. 1894..	16	Boîte n° 16. Thermo-cautère	Nombre.	60 00	1	Avec un seul cautère (spéciale aux infirmeries).
2	Boîtes d'instruments de chirurgie mod. 1884..	23	Boîte n° 23. Pour le service régimentaire	Id.	102 20	1	
		26	— n° 26. Trousse d'infirmier	Id.	15 00	1	
		1	Abaisse-langue	Id.	1 60	1	
		14	Aiguilles à suture (paquet de 12)	Id.	0 20	12	Courbes et demi-courbes. Assorties.
		32	Bande en caoutchouc, pour l'hémostase chirurgicale, petite..	Id.	2 40	1	
		38	Bistouri, à lame fixe, droit	Id.	2 50	2	Large dans une boîte en bois léger.
		57	Bougie en gomme	Id.	1 50	4	A deux boules exploratrices. Des n°s 6, 7, 8 et 9 de la filière métrique. Dans une boîte pour sondes et bougies urétrales en fer-blanc.
		65	Burin	Id.	2 00	1	Courbe (pour les dents).
		67	Canule à trachéotomie, à plaque ordinaire, avec mandrin conducteur de Krishaber	Id.	12 00	2	Nos 2 et 5.
		97	Clef de Garangeot	Id.	13 50	1	
		126	Davier pour l'extraction des dents	Id.	5 00	4	1 courbe, 1 droit, 1 pour les racines, 1 pour les incisives.
		134	Disque optométrique	Id.	35 00	1	
		144	Echelle typographique à cadran	Id.	4 00	1	
		155	Excavateur courbe pour les dents	Id.	1 00	1	
		163	Fouloir à pointe	Id.	1 50	1	
4	Instruments de chirurgie (isolés)..	170	Grattoir droit et courbe, sur un même manche (pour les dents).	Id.	5 00	1	
		177	Lancette	Id.	1 00	6	1 à saigner, 5 à vacciner.
		198	Miroir buccal, petit	Id.	4 50	1	
		202	Ophtalmoscope (dans une boîte)	Id.	8 00	1	
		206	Otoscope simple en caoutchouc, de Toynbée	Id.	2 00	1	
		228	Pince à anneaux hémostatique à crémaillère de Péan	Id.	2 00	4	
		254	Poire de Politzer	Id.	8 00	1	Avec 2 rallonges en caoutchouc, l'une à olive, l'autre à canule, s'adaptant sur la sonde d'Itard.
		289	Seringue pour injections hypodermiques, en argent (de Pravaz) à serrage	Id.	10 00	1	Avec 3 aiguilles.
		292	Seringue en caoutchouc durci, grande, modèle n° 5	Id.	8 00	1	Avec 2 canules, pouvant contenir 100 centim. cubes de liquide corrosif.
		300	— stérilisable pour sérothérapie, avec accessoires	Id.	10 10	1	Ne sera accordée qu'aux infirmeries des garnisons dépourvues d'hôpital militaire, d'hospice mixte ou d'hospice civil proprement dit.
		316	Sonde d'Itard, en argent, avec mandrin	Id.	4 00	1	
		317	— double sur un même manche, pour les dents	Id.	1 50	1	
		318	Sonde en caoutchouc rouge, à œil travaillé, de 0m,32, de Nélaton	Id.	1 00	3	Des n°s 13, 15 et 17 de la filière métrique. Dans la boîte pour sondes et bougies urétrales, en fer-blanc.
		320	Sonde en gomme	Id.	1 50	4	Conique à olive : des n°s 10, 12, 14 et 16 de la filière métrique. Dans la boîte pour sondes et bougies urétrales en fer-blanc.
		331	Spéculum de Politzer, en argent (paire de)	Id.	10 50	1	Des nos 1 et 2.
		332	— en buis	Id.	5 00	1	No 2.
		336	Stéthoscope	Id.	1 50	1	
		352	Thermomètre à alcool, pour les salles	Id.	1 50	4	
		355	— médical ordinaire	Id.	1 50	3	Gradué au dixième de 32° à 44°. Dans un étui nickelé.
		374	Tube de Faucher avec entonnoir	Id.	5 50	1	

1.

DÉNOMINATION ET CLASSIFICATION DES MATIÈRES ET OBJETS

PAR UNITÉ SOMMAIRE — Numéro	PAR UNITÉ SOMMAIRE — Dénomination	PAR UNITÉ DÉTAILLÉE — Numéro	PAR UNITÉ DÉTAILLÉE — Dénomination	UNITÉ RÉGLEMENTAIRE	PRIX MINISTÉRIEL (fr. c.)	QUANTITÉS fixes constituant l'approvisionnement d'une infirmerie	OBSERVATIONS
5	Objets accessoires pour pansements	5	Bassin à pansement réniforme, en cuivre nickelé	Nombre.	5 00	1	
		8	— en porcelaine pour instruments, moyen	Id.	4 00	1	
		10	Bocal pour urine et liquides pathologiques, de 2 litres	Id.	1 20	1	Gradué de 100 en 100 centimètres cubes.
		13	Boîte en fer-blanc, avec couvercle, grande	Id.	5 00	1	Pour renfermer les matières de pansement antiseptiques.
		14	— — petite	Id.	3 00	1	Id.
		17	Cuvette à pansement en fer battu étamé, grande ... A	Id.	0 50	2	
		20	Irrigateur Eguisier de 1 litre	Id.	10 00	1	Avec un tube et une canule de rechange.
6	Appareils et objets pour fractures (au nombre)	29	Cerceau à fracture, moyen ... A	Id.	1 30	4	
		36	Gouttière en fil de fer pour bras et avant-bras, côté droit	Id.	1 50	1	
		37	— côté gauche	Id.	1 50	1	
		48	— cuisse et jambe, côté droit, grande	Id.	3 00	1	
		49	— — petite	Id.	2 75	1	
		50	— côté gauche, grande	Id.	3 00	1	
		54	— — petite	Id.	2 75	1	
		57	— jambe	Id.	2 00	2	
		69	Gouttière en zinc, pour la cuisse, côté droit	Id.	2 20	1	Avec ailerons, modèle Raoult-Deslongchamps, en zinc laminé, n° 12.
		70	— côté gauche	Id.	2 20	1	
		74	— pour la jambe	Id.	1 50	2	Modèle Raoult-Deslongchamps, en zinc laminé, n° 12.
8	Matériel à désinfection	4	Sac à désinfection	Id.	5 00	4	
11	Matériel de bactériologie, de physique et de chimie	33	Ballon non tubulé, de 25 centilitres et au-dessous	Id.	0 20	2	
		242	Pince à bois pour matras	Id.	0 80	1	
		246	Support en bois pour 12 tubes à essai	Id.	2 00	1	
		280	Verre à expérience avec bec de 250, 125, 60 grammes et au-dessous	Id.	0 30	5	Avec bec (1 de 350, 2 de 125 et 2 de 60).
12	Matériel de pharmacie	26	Bocal pour fleurs et racines, de 1 litre	Id.	0 30	2	
		30	Boîte en chêne, petite	Id.	4 50	1	
		31	— en fer-blanc pour 4 kilogr. de sel de quinine	Id.	0 70	1	
		41	Bouteille en verre noir, non bouchée, de 5 litres	Id.	0 60	Suivant les besoins.	
		44	— — de 2 litres	Id.	0 30		
		46	Capsule vernie vert clair, pour bocaux de 1 litre	Id.	0 50	2	
		54	Compte-gouttes normal	Id.	0 50	1	
		70	Entonnoir en verre double, de 1 litre	Id.	0 30	1	
		71	— — de 50 centilitres	Id.	0 20	1	
		73	— — de 12 centilitres	Id.	0 10	1	
		80	Éprouvette à pied, graduée, de 50 centimètres cubes	Id.	1 00	1	Pour distribuer la solution de sulfate ou de chlorhydrate de quinine.
		81	— — de 20 centimètres cubes	Id.	0 75	1	Pour mesurer la solution de sublimé corrosif concentrée au dixième.
		94	Flacon, bouché à l'émeri, à ouverture large, de 25 centilitres	Id.	0 50	Suivant les besoins.	
		95	— — — de 12 centilitres	Id.	0 40		
		96	— — — de 6 centilitres	Id.	0 30		
		97	— — — de 3 centilitres	Id.	0 20		
		103	Flacon, bouché à l'émeri, à ouverture ordin. de 1 litre	Id.	0 80	Suivant les besoins.	Verre blanc ou verre jaune.
		105	— — — de 50 centilitres	Id.	0 60		
		106	— — — de 25 centilitres	Id.	0 50		
		107	— — — de 12 centilitres	Id.	0 40		
		113	Flacon dit goulot, de 1 litre	Id.	0 30		
		116	— — de 25 centilitres	Id.	0 15		
		119	— — de 3 centilitres	Id.	0 10		

DÉNOMINATION ET CLASSIFICATION DES MATIÈRES ET OBJETS — PAR UNITÉ SOMMAIRE. Numéro.	Dénomination.	PAR UNITÉ DÉTAILLÉE. Numéro.	Dénomination.	UNITÉ RÉGLEMENTAIRE.	PRIX MINISTÉRIEL.	QUANTITÉS fixes constituant l'approvisionnement d'une infirmerie.	OBSERVATIONS.
					fr. c.		
12	Matériel de pharmacie (*suite*)...	121	Flacon, dit poudrier, de 2 litres	Nombre.	0 50		
		123	— — de 1 litre	Id.	0 30		
		125	— — de 50 centilitres	Id.	0 20		
		126	— — de 25 centilitres	Id.	0 15	Suivant les besoins.	Verre blanc ou verre jaune.
		127	— — de 12 centilitres	Id.	0 10		
		128	— — de 6 centilitres	Id.	0 10		
		129	— — de 3 centilitres	Id.	0 05		
		130	— — de 1 centilitre	Id.	0 05		
		159	Mortier en porcelaine émaillée, de 1 litre	Id.	6 00	1	Avec pilon assorti.
		169	Pot cylindrique en grès vernissé, de 10 litres	Id.	2 00		
		170	— — de 6 litres	Id.	1 20	Suivant les besoins.	
		171	— — de 4 litres	Id.	0 80		Seront fournis avec broche en liège.
		172	— — de 2 litres	Id.	0 50		
		173	— — de 1 litre	Id.	0 30		
		175	Pot de pharmacie avec couvercle, de 1 litre	Id.	2 50	3	
		187	Seau gradué, de 15 litres, en fer battu étamé	Id.	5 00	1	
		195	Spatule en fer, à grain et à poudre	Id.	3 00	1	
		197	— ordinaire, de 30 centimètres	Id.	1 00	1	
		199	Spatule en os, de 16 centimètres	Id.	0 70	1	
		200	— de 11 centimètres	Id.	0 60	1	
		247	Trébuchet à pédale sensible au centigramme	Id.	37 00	1	Pour peser 50 grammes. Fléau et contre-platine en acier. Tablette en marbre. Doubles plateaux en nickel. Pince en laiton.
		249	Verre gradué, de 250 grammes	Id.	1 50	1	Pour eau distillée.
		224	— de 60 grammes	Id.	0 75	1	Id.
14	Objets de couchage.	»	Descente de lit	Id.	0 50	Suivant le nombre de lits.	Longueur : 0m,70. Largeur : 0m,50. Confectionnées avec des couvertures grises réformées et bordées en ganse de laine rouge.
15	Habillement, linge et chaussure...	1	Blouse de corvée	Id.	3 00	2	
		20	Gilet de flanelle	Id.	4 00	4	
		26	Pantoufles (paire de) sans contrefort	Id.	4 00	Suivant le nombre de lits.	Des pointures 28, 29, 30, 31 et 32.
		27	Peignoir de molleton	Id.	12 00	2	
		29	Sarrau de médecin	Id.	5 00	3	
		30	Tablier d'infirmier	Id.	1 40	6	
		31	— de médecin	Id.	2 00	4	
16	Lingerie de service.	6	Serviette en coton pour la toilette	Id.	0 50	12	
		7	Torchon	Id.	0 50	20	
18	Objets spéciaux à l'usage des malades...	1	Bassin de lit, en porcelaine	Id.	2 30	2	
		4	Crachoir avec couvercle, en porcelaine	Id.	0 60	10	
		6	Génieux en faïence	Id.	0 20	10	
		7	Lampe-veilleuse, en porcelaine	Id.	1 30	2	Avec sa cafetière et son godet.
		8	Moine en étain	Id.	6 00	1	
		10	Pot à tisane avec couvercle, en porcelaine	Id.	1 50	10	
		11	Seau d'aisances inodore, en cuivre	Id.	45 00	1	
		13	Urinal en verre	Id.	0 75	2	
		14	Vase de nuit, en porcelaine	Id.	1 50	2	

| DÉNOMINATION ET CLASSIFICATION DES MATIÈRES ET OBJETS | | | | UNITÉ RÉGLEMENTAIRE. | PRIX MINISTÉRIEL. | QUANTITÉS fixes constituant l'approvisionnement d'une infirmerie. | OBSERVATIONS. |
| PAR UNITÉ SOMMAIRE. | | PAR UNITÉ DÉTAILLÉE. | | | | | |
Numéro.	Dénomination.	Numéro.	Dénomination.		fr. c.		
19	Objets spéciaux pour le service des bains	7	Baignoire de bras, en zinc	Nombre.	8 00	1	
		10	— de corps, en zinc	Id.	55 00	1	
		12	— de pieds, en zinc	Id.	5 00	1	
		14	— de siège, en zinc	Id.	44 00	1	
		31	Peignoir en toile	Id.	3 00	2	A.
		32	Planchette, dite descente de bain	Id.	1 00	1	A.
		35	Thermomètre pour les bains	Id.	1 50	1	A.
20	Objets pour le service de la buanderie	21	Lessiveuse avec foyer, pour 6 kilogr. de linge	Id.	15 00	1	Composée de : 1 lessiveuse, 1 foyer en fonte 1 coude, 3 tuyaux de 0m,33 et 1 tuyau à clef.
		22	— sans foyer, pour 4 kilogr. de linge	Id.	12 00	1	A.
21	Objets pour le service de la cuisine	18	Bouilloire en cuivre de 2 litres	Id.	5 00	1	A.
		20	Cafetière à filtre, de 2 litres, en fer-blanc	Id.	2 00	1	A.
		34	Casserole en fer battu étamé, avec couvercle, de 4 litres	Id.	3 00	1	
		36	— de 2 litres	Id.	1 50	1	
		54	Couteau de cuisine, à émincer, petit	Id.	0 80	1	
		60	Cuiller à bouillon, en fer battu, de 50 centilitres	Id.	0 75	1	A.
		104	Passoire en fer-blanc, petite	Id.	0 70	1	
22	Objets pour le service de la cave et de la dépense	26	Entonnoir ordinaire en fer-blanc, de 1 litre	Id.	0 50	1	A.
		32	Main à denrées en fer-blanc, petite	Id.	0 75	1	A.
23	Objets de vaisselle pour les repas	2	Carafe en verre renforcé	Id.	0 50	1	Pour l'eau de boisson.
		34	Planchette pour les repas	Id.	3 00	5	A.
		48	Salière	Id.	0 50	2	A.
		55	Verre à boire ordinaire	Id.	0 20	10	
28	Balances, poids et mesures	28	Balance, dite Roberval, de la portée de 2 kilogr.	Id.	8 00	1	
		12	Boîte de poids de 2 kilogr. 001 en cuivre	Id.	10 00	1	Comprenant : 1 poids de 1 kilogr., 1 de 500 gr., 2 de 100 gr., 1 de 50 gr., 1 de 20 gr., 2 de 10 gr., 1 de 5 gr., 2 de 2 gr., 1 de 1 gr., 8 divisions du gramme et 1 pince.
		21	Mesure en étain : litre	Id.	5 50	1	
		22	— demi-litre	Id.	4 00	1	
		23	— double décilitre	Id.	2 00	1	
29	Chauffage et éclairage	20	Fourneau à gaz à deux foyers	Id.	10 00	1	Forme rectangulaire, de 0m,54 de table, avec champignon double pour l'un des foyers et trois entrées à robinet.
		35	Lampe à alcool, à crémaillère, avec sa bouilloire	Id.	2 00	1	
		40	Lanterne carrée, portative, avec lampe et porte-bougie	Id.	8 00	1	Avec deux verres de rechange.
		64	Réchaud ordinaire en tôle	Id.	3 00	1	A.
34	Meubles	58	Table de nuit pour soldats	Id.	25 00	Suivant le nombre de lits, à raison de 1 pour 2 lits.	En chêne poli, avec dessus de marbre. Toutefois, les tables de nuit non réglementaires existant dans les magasins seront délivrées jusqu'à nouvel ordre.
35	Objets de bureau	40	Planchette de visite garnie d'un encrier	Id.	1 50	1	
36	Objets mobiliers et ustensiles en bois	40	Crachoir en bois, doublé en zinc	Id.	1 50	7	2 grands et 5 petits. En chêne pour corridor.

DÉNOMINATION ET CLASSIFICATION DES MATIÈRES ET OBJETS

PAR UNITÉ SOMMAIRE.		PAR UNITÉ DÉTAILLÉE.		UNITÉ RÉGLEMENTAIRE.	PRIX MINISTÉRIEL.	QUANTITÉS fixes constituant l'approvisionnement d'une infirmerie.	OBSERVATIONS.
Numéro.	Dénomination.	Numéro.	Dénomination.		fr. c.		
38	Objets mobiliers et ustensiles en métal.	4	Arrosoir de 3 litres, en fer-blanc......................... A.	Nombre.	1 50	1	
		10	Ciseaux moyens (paire de)........................... A.	Id.	1 50	1	
		18	Cuvette en tôle émaillée........................... A.	Id.	2 50	4	
		27	Piton de tringle................................. A.	Id.	0 05	Suivant les besoins.	
		36	Seau sans couvercle, en zinc, de 15 litres............. A.	Id.	2 00	1	
		38	Tringle de croisée, grande, en fer forgé.............. A.	Id.	1 50	Suivant les besoins.	
39	Objets mobiliers et ustensiles en terre, pierre et verre.	4	Cruche en grès............................... A.	Id.	0 60	Id.	
		5	Cruchon en grès............................... A.	Id.	0 30	2	
		6	Cuvette en porcelaine........................... A.	Id.	1 40	1	
		10	Pot à eau en porcelaine........................ A.	Id.	1 40	1	
		13	Terrine en grès de 10 litres.................... A.	Id.	1 60	1	
		14	— de 5 litres.................... A.	Id.	1 00	1	
		16	— de 2 litres.................... A.	Id.	0 50	1	
40	Rideaux, housses et accessoires.	4	Embrasse pour rideaux en coton................. A.	Id.	0 70	Suivant la largeur des fenêtres et les besoins.	
		7	Rideau en deux lés, au-dessus de 3 mètres........ A.	Id.	12 00		
		8	en — — de 2m,01 à 3 mèt.. A.	Id.	8 00		
		9	coton écru — — de 2m et au-dessous. A.	Id.	6 00		
		10	Rideau en un lé, au-dessus de 3 mètres........ A.	Id.	6 00		
		11	en — — de 2m,01 à 3 mètres. A.	Id.	4 00		
		12	coton écru — — de 2m et au-dessous.. A.	Id.	3 00		
42	Tapis (au mètre carré).	6	Toile cirée pour table........................... A.	Mèt. carré	3 00	Suivant les besoins.	
48	Bibliothèques.	»	Formulaire pharmaceutique.........................	Nombre.	1 50	1	Ces ouvrages, ayant déjà été l'objet d'une répartition, ne devront plus être portés sur les demandes trimestrielles.
		»	Règlement sur le service de santé à l'intérieur............	Id.	2 50	1	Les remplacements seront demandés par lettre spéciale et motivée.
		»	— — — en campagne...........	Id.	2 50	1	
		»	Nomenclature générale du matériel (petit format).........	Id.	3 00	1	NOTA. — Des catalogues cotés et parafés par le médecin chef font connaître la nature, le nombre et la valeur des objets compris sous le n° 48 sommaire, et présentent toutes les subdivisions nécessaires, suivant l'importance des collections.
		»	Archives de médecine et de pharmacie militaires...........	Id.	»	la collect.	
		»	Ecole de l'infirmier militaire (1re et 2e parties)............	Id.	1 50	4	
		»	— — (3e partie).................	Id.	1 50	4	
		»	Manuel des pensions.............................	Id.	3 00	1	
62	Objets pour le service de santé en campagne.	30	Boîte pour sondes et bougies urétrales, en fer-blanc........	Id.	2 00	1	

DÉNOMINATION ET CLASSIFICATION DES MATIÈRES ET OBJETS — PAR UNITÉ SOMMAIRE (Numéro, Dénomination) · PAR UNITÉ DÉTAILLÉE (Numéro, Dénomination). UNITÉ réglementaire. PRIX ministériel (fr. c.). QUANTITÉS FIXES DEMANDÉES pouvant être pour 3 mois. DÉSIGNATION DES CONTENANTS (A). NUMÉROS D'ORDRE PAR (unité sommaire, unité détaillée). OBSERVATIONS.

N° (som.)	Dénomination (som.)	N° (dét.)	Dénomination (par unité détaillée)	Unité régl.	Prix minist.	Quant. 1	Quant. 2	Quant. 3	Quant. 4	Désignation des contenants (A)	N° ord. som.	N° ord. dét.	Observations
		3	Acide acétique ordinaire	Kilogr.	3 00	0 060	0 030	»	»	Flacon bouché à l'émeri, à ouverture ordinaire, de 12 centilitres	12	107	100 grammes de vinaigre contiennent approximativement 15 grammes d'acide acétique ordinaire.
		5	— azotique du commerce	Id.	0 50	0 100	0 050	»	»	Id. de 25 centilitres	12	106	
		8	— borique cristallisé	Id.	4 00	1 000	0 750	0 500	0 250	Flacon dit poudrier, de 2 litres	12	121	Sera livré à l'état pulvérulent.
		10	— chlorhydrique pur	Id.	0 50	0 200	0 100	0 050	»	Flacon bouché à l'émeri, à ouverture ordinaire, de 25 centilitres	12	106	
		12	— chromique cristallisé	Id.	4 00	0 040	0 005	»	»	Flacon bouché à l'émeri, à large ouverture, de 3 centilitres	12	109	
		13	— chrysophanique	Id.	30 00	0 050	0 030	0 040	»	Flacon dit poudrier, de 12 centilitres	12	127	
		15	— tartrique cristallisé	Id.	4 00	0 200	0 100	0 050	»	Id. de 50 centilitres	12	125	
		28	Alcool à 95° ..... A.	Id.	5 00	1 600	1 200	0 800	0 400	Flacon bouché à l'émeri, à ouverture ordinaire, de 1 litre	12	103	En Corse, en Algérie et en Tunisie, il n'y a pas lieu d'employer l'alcool dénaturé.
		32	— dénaturé ..... A.	Id.	1 50	1 600	1 200	0 800	0 400	Id. de 1 litre	12	103	
		33	Alcoolat de mélisse composé	Id.	5 00	0 100	0 050	»	»	Id. de 25 centilitres	12	106	
		35	Alcoolé aromatique	Id.	3 50	0 300	0 200	0 400	»	Id. de 50 centilitres	12	106	
		38	— de badiane	Id.	5 00	0 100	0 050	»	»	Id. de 25 centilitres	12	106	L'alcoolé de camphre concentré ne sera employé qu'après avoir été étendu ainsi qu'il suit : — Alcoolé de camphre concentré ... 0k 350 ; Alcool à 95° ... 0,342 ; Eau ... 0,408. — Alcoolé de camphre étendu ... 1k000.
66	Médicaments (au poids).	41	— de camphre concentré	Id.	4 40	0 800	0 400	0 200	»	Id. de 1 litre	12	103	
		43	— de cannelle	Id.	6 00	0 100	0 200	0 100	»	Id. de 50 centilitres	12	105	
		47	— d'extrait d'opium	Id.	40 00	0 200	0 100	0 050	»	Id. de 25 centilitres	12	106	
		49	— d'iode	Id.	7 70	0 600	0 400	0 200	0 100	Id. de 1 litre	12	103	
		55	Alcoolé de panama (pour usages médicamenteux)	Id.	4 00	0 800	0 400	»	»	Id. de 1 litre	12	103	Ne sera accordé que sur demande spéciale.
		56	Alcoolé de quinquina	Id.	4 00	1 800	1 250	0 900	0 400	Id. de 1 litre	12	103	
		62	Alumine. Alun pulvérisé	Id.	0 40	0 500	0 300	0 200	0 100	Flacon dit poudrier, de 1 litre	12	123	
		64	Amadou	Id.	5 00	0 050	0 030	0 040	»	Id. de 1 litre	12	123	
		66	Ammoniaque. Ammoniaque liquide ..... A.	Id.	0 50	0 200	0 100	»	»	Flacon bouché à l'émeri, à ouverture ordinaire, de 25 centilitres	12	106	
		74	Antimoine. Émétique pulvérisé	Id.	4 00	0 005	0 002	»	»	Flacon dit poudrier, de 6 centilitres	12	128	
		75	Antimoine. Kermès officinal (Cluzel)	Id.	6 00	0 050	0 025	0 010	»	Id. de 12 centilitres	12	127	
		79	Argent. Azotate d'argent cristallisé	Id.	90 00	0 040	0 005	»	»	Flacon bouché à l'émeri, à large ouverture, de 3 centilitres	12	97	
		86	Atropine. Sulfate	Id.	480 00	0 0005	0 0002	»	»	Flacon dit poudrier, de 1 centilitre	12	130	
		98	Bismuth. Sous-azotate	Id.	15 00	1 000	0 750	0 500	0 250	Id. de 1 litre	12	123	
		106	Camomille romaine. Fleur	Id.	2 00	0 250	0 100	»	»	Boîte en fer-blanc pour 1 kilogr. de sel de quinine	12	31	

N° (par unité sommaire)	Dénomination (par unité sommaire)	N° (par unité détaillée)	Dénomination (par unité détaillée)	Unité réglementaire	Prix ministériel (fr. c.)	Quantités pouvant être pour		Quantités fixes demandées 3 mois		Désignation des contenants	N° d'ordre unité sommaire	N° d'ordre unité détaillée	Observations
66	Médicaments (au poids). (Suite.)	114	Caustique à l'azotate d'argent fondu (pierre infernale)	Kilogr.	400 00	0 020	0 040	0 005	»	Flacon bouché à l'émeri, à large ouverture, de 12 centilitres	12	95	
		116	Caustique de Vienne, en poudre	Id.	1 00	0 030	0 010	»	»	Id. de 6 centilitres	12	96	
		124	Chloroforme anesthésique	Id.	7 00	0 250	0 150	0 060	»	Flacon bouché à l'émeri, à ouverture ordinaire, de 12 centilitres	12	107	
		126	Cocaïne. Chlorhydrate	Id.	600 00	0 005	0 003	0 004	»	Flacon dit poudrier, de 3 centilitres	12	129	
		130	Collodion	Id.	5 00	0 100	0 050	»	»	Flacon bouché à l'émeri, à ouverture ordinaire, de 25 centilitres	12	106	
		134	Copahu	Id.	5 00	4 000	3 000	2 000	1 000	Id. de 1 litre	12	103	
		144	Cuivre. Sulfate de cuivre	Id.	0 60	2 000	1 000	0 500	0 250	Pot cylindrique, en grès vernissé, de 2 litres	12	172	NOTA. — Les pots en grès sont couverts avec une broche en liège.
		150	Eau distillée A	Id.	0 10	1 000	0 500	»	»	Flacon bouché à l'émeri, à ouverture ordinaire, de 1 litre	12	103	
		152	Eau distillée de laurier-cerise	Id.	1 00	0 250	0 100	»	»	Id. de 25 centilitres	12	106	
		163	Éponge fine (pour la chirurgie)	Id.	45 00	0 020	0 010	0 005	»	Bocal pour fleurs et racines, de 1 lit.	12	26	Couvert avec une capsule.
		170	Éther sulfurique alcoolisé	Id.	4 00	0 150	0 100	0 030	»	Flacon bouché à l'émeri, à ouverture ordinaire, de 25 centilitres	12	106	
		171	— rectifié	Id.	3 00	0 100	0 050	»	»	Id. de 25 centilitres	12	106	
		177	Extrait d'opium	Id.	70 00	0 020	0 045	0 010	0 005	Flacon dit poudrier, de 6 centilitres	12	128	Sera délivré en pilules de cinq centigrammes.
		180	— de réglisse gommé	Id.	3 00	2 000	1 500	1 000	0 500	Pot cylindrique, en grès vernissé, de 2 litres	12	172	
		186	Fer. Perchlorure de fer liquide	Id.	0 70	0 100	0 050	»	»	Flacon dit goulot, de 25 centilitres	12	116	Bouchon en caoutchouc.
		187	— Sulfate de fer du commerce	Id.	0 20	5 000	3 000	2 000	1 000	Pot cylindrique, en grès vernissé, de 10 litres	12	159	
		189	— Tartrate de fer et de potasse	Id.	5 00	0 050	0 030	0 010	»	Flacon dit poudrier, de 12 centilitres	12	127	
		199	Glycéré de sucrate de chaux	Id.	0 60	0 500	0 250	0 100	»	Flacon dit goulot, de 1 litre	12	113	
		200	Glycérine officinale	Id.	1 50	1 000	0 600	0 300	0 150	Flacon bouché à l'émeri, à ouverture ordinaire, de 1 litre	12	103	
		204	Glyzine	Id.	7 00	2 000	1 000	0 500	0 250	Flacon dit poudrier, de 1 litre	12	123	
		205	Gomme du Sénégal	Id.	2 50	2 000	1 000	0 500	0 250	Pot cylindrique, en grès vernissé, de 2 litres	12	172	
		207	Goudron de bois A	Id.	0 40	0 500	0 250	»	»	Id. de 1 litre	12	173	
		211	Gutta-percha	Id.	11 00	0 020	»	»	»		»	»	En petits cylindres ou en feuille.
		213	Huile camphrée	Id.	2 00	1 800	1 200	0 900	0 450	Flacon bouché à l'émeri, à ouverture ordinaire, de 1 litre	12	103	
		216	— de cade vraie	Id.	1 00	0 200	0 100	»	»	Id. de 25 centilitres	12	106	
		218	— de foie de morue	Id.	1 50	5 000	3 000	2 000	1 000	Id. de 1 litre	12	103	
		221	— d'olive A	Id.	2 00	0 200	0 100	»	»	Id. de 25 centilitres	12	106	
		222	— de ricin	Id.	1 00	0 500	0 200	0 100	»	Id. de 30 centilitres	12	105	
		225	— lourde de houille émulsionnée	Id.	0 40	10 000	5 000	2 000	1 000	Bouteille en verre noir, de 5 litres	12	41	
		234	Iodoforme pulvérisé	Id.	45 00	0 100	0 050	0 020	»	Flacon dit poudrier, de 25 centilitres	12	126	
		246	Lin. Semence A	Id.	0 50	3 000	2 000	1 000	»	Pot cylindrique, en grès vernissé, de 6 litres	12	176	
		254	Magnésie. Sulfate de magnésie	Id.	0 20	5 000	5 000	3 000	2 000	Id. en grès vernissé, de 10 litres	12	169	
		261	Mercure. Calomel à la vapeur	Id.	7 00	0 050	0 030	0 010	»	Flacon dit poudrier, de 6 centilitres	12	128	

N°	DÉNOMINATION ET CLASSIFICATION DES MATIÈRES ET OBJETS (par unité sommaire)	N°	Dénomination (par unité détaillée)	Unité réglementaire	Prix ministériel	QUANTITÉS POUVANT ÊTRE pour		TÉS FIXES demandées 3 mois		DÉSIGNATION DES CONTENANTS	N° d'ordre unité sommaire	N° d'ordre unité détaillée	OBSERVATIONS
					fr. c.								
66	Médicaments (au poids). (Suite.)	265	Mercure. Protoiodure de mercure ..	Kilogr.	18 00	0 015	0 010	0 005	»	Flacon dit poudrier, de 12 centilitres.	12	127	Sera délivré en pilules de vingt-cinq milligrammes.
		274	Morphine. Chlorhydrate.........	Id.	250 00	0 002	0 001	0 0005	»	Flacon dit poudrier, de 3 centilitres.	12	129	
		283	Orge mondé................ A.	Id.	0 60	10 00	6 000	4 000	2 000	Pot cylindrique, en grès vernissé, de 10 litres................	12	169	
		293	Pilules de quinine (chlorhydrate basique) à 1 décigramme.......	Id.	70 00	0 020	0 010	»	»	Étui en fer-blanc, pour pilules.....	70	11	Ne seront accordées qu'après épuisement complet des approvisionnements de sulfate de quinine.
		294	Pilules de sulfate de quinine à 1 décigramme................	Id.	60 00	0 020	0 010	»	»	Id................	70	11	
		299	Plomb. Sous-acétate de plomb liquide................	Id.	0 70	1 000	0 600	0 300	»	Flacon dit goulot, de 1 litre.......	12	113	10 grammes pour 1000 grammes d'eau blanche.
		306	Pommade antipsorique..........	Id.	2 00	2 000	1 000	0 500	»	Pot de pharmacie, avec couvercle, de 1 litre................	12	175	
		307	— mercurielle.............	Id.	5 00	0 500	0 250	0 100	»	Id. de 1 litre............	12	175	
		314	Potassium. Bromure de potassium..	Id.	5 00	0 200	0 100	0 050	»	Flacon dit poudrier, de 25 centilitres.	12	126	
		313	— Chlorate de potasse....	Id.	1 30	0 500	0 250	0 100	»	Id. de 50 centilitres..........	12	125	
		316	— Iodure de potassium...	Id.	30 00	0 500	0 250	0 100	»	Id. de 50 centilitres..........	12	125	
		347	— Permanganate de potasse.............	Id.	2 50	0 200	0 100	»	»	Id. de 25 centilitres........	12	126	
		320	Savon vert................ A.	Id.	0 50	5 000	3 000	4 000	»	Pot cylindrique, en grès vernissé, de 6 litres...........	12	170	
		321	Silicate de potasse............	Id.	0 40	2 000	1 000	0 500	»	Bouteille en verre noir, non bouchée, de 2 litres............	12	44	
		322	Poudre d'amidon.............	Id.	0 80	1 000	0 500	0 250	»	Flacon dit poudrier, de 1 litre.....	12	123	
		324	— de camphre.............	Id.	8 00	0 100	0 050	»	»	Id. de 25 centilitres........	12	126	
		334	— d'ipécacuanha...........	Id.	40 00	0 250	0 125	0 050	»	Id. de 50 centilitres........	12	125	
		337	— de lin...............	Id.	0 70	3 000	2 000	1 000	»	Pot cylindrique, en grès vernissé, de 6 litres...........	12	170	
		338	— de moutarde...........	Id.	0 70	2 000	1 000	0 500	»	Id. de 4 litres............	12	171	
		340	— de poivre cubèbe........	Id.	5 50	1 500	1 000	0 500	»	Id. de 2 litres............	12	172	
		344	— de réglisse n° 4.........	Id.	1 00	0 250	0 100	»	»	Flacon dit poudrier, de 30 centilitres.	12	125	
		346	— de rhubarbe...........	Id.	4 00	0 100	0 050	»	»	Id. de 25 centilitres........	12	126	
		360	Riz................... A.	Id.	0 60	3 000	2 000	4 000	0 500	Pot cylindrique, en grès vernissé, de 4 litres...........	12	174	Ne sera accordé qu'après épuisement complet des approvisionnements de papier sinapisé.
		372	Sinapisme liquide	Id.	10 00	0 050	0 025	»	»	Flacon dit goulot, de 3 centilitres ..	12	118	
		382	Sodium. Bicarbonate de soude.....	Id.	0 40	0 500	0 250	0 100	»	Flacon dit poudrier, de 1 litre.....	12	123	
		383	— Borate de soude..........	Id.	0 60	0 100	0 050	»	»	Id. de 25 centilitres........	12	126	
		385	— Carbonate de soude (cristaux).............	Id.	0 20	5 000	3 000	4 000	»	Pot cylindrique, en grès vernissé, de 6 litres...........	12	170	
		388	— Salicylate de soude.......	Id.	10 00	0 150	0 100	0 050	»	Flacon dit poudrier, de 25 centilitres.	12	126	
		393	Solution de quinine au 20e. Chlorhydrate basique..............	Id.	4 00	1 000	0 500	0 250	»	Flacon bouché à l'émeri, à ouverture ordinaire, de 1 litre...........	12	108	Ne sera accordé qu'après épuisement complet des approvisionnements de sulfate de quinine.

DÉNOMINATION ET CLASSIFICATION DES MATIÈRES ET OBJETS				UNITÉ réglementaire.	PRIX ministériel. (fr. c.)	QUANTITÉS POUVANT ÊTRE DEMANDÉES pour		QUANTITÉS FIXES DEMANDÉES 3 mois		DÉSIGNATION DES CONTENANTS.	NUMÉROS D'ORDRE par		OBSERVATIONS.
PAR UNITÉ SOMMAIRE		**PAR UNITÉ DÉTAILLÉE**									unité sommaire.	unité détaillée.	
Numéro.	Dénomination.	Numéro.	Dénomination.			pour (som.)	pour (dét.)	(som.)	(dét.)				
66	Médicaments (au poids). (*Suite.*)	393	Solution de quinine au 20e. Sulfate basique	Kilogr.	3 50	1 000	0 750	0 800	0 250	Flacon bouché à l'émeri, à ouverture ordinaire, de 1 litre	12	103	
		394	Solution de sublimé corrosif concentrée au 10e	Id.	1 00	1 000	0 750	0 500	0 250	Id. de 50 centilitres	12	105	Chaque centimètre cube de la solution contient 1 décigramme de sublimé.
		395	Solution de Van Swieten	Id.	0 30	1 000	0 500	»	»	Id. de 1 litre	12	103	
		398	Solution phéniquée concentrée à 1/2	Id.	3 50	1 800	1 400	0 900	0 450	Id de 1 litre	12	103	Deux centimètres cubes de la solution contiennent 1 gramme d'acide phénique.
		400	Soufre en canons (pour désinfections) ... A	Id.	0 20	3 000	3 000	1 000	»	Pot cylindrique, en grès vernissé, de 6 litres	12	170	
		409	Tanin	Id.	6 00	0 100	0 050	0 020	»	Flacon dit poudrier, de 25 centilitres	12	126	
		412	Thé de Chine	Id.	6 00	1 000	0 750	0 500	0 250	Id. de 1 litre	12	123	
		415	Tilleul : fleur	Id.	2 00	1 000	0 500	0 250	»	Boîte en chêne, petite	12	30	
		419	Vaseline blanche	Id.	2 00	2 000	1 000	0 500	»	Pot de pharmacie, avec couvercle, de 1 litre	12	175	
		431	Zinc. Chlorure de zinc liquide.. A	Id.	0 30	10 000	5 000	2 000	»	Bouteille en verre noir, de 5 litres	12	44	
		434	— Sulfate de zinc officinal	Id.	1 00	0 050	0 020	0 040	»	Flacon poudrier, de 12 centilitres	12	127	
67	Médicaments (au nombre).	1	Capsule d'huile éthérée de fougère mâle	Nomb.	0 05	100	60	40	20		67	1	Contiennent 0 gr. 50 d'huile éthérée.
		2	Capsule de copahu	Id.	0 01	800	400	»	»	Flacon dit poudrier, de 1 litre	67	2	Contiennent 0 gr. 50 d'oléo-résine. Ne seront prescrites qu'à titre exceptionnel.
		3	Cataplasme Lelièvre	Id.	0 15	60	6 ou un	multiple de 6			67	3	Ne sera délivré que jusqu'à épuisement des approvisionnements actuels.
		19	Papier sinapisé (la feuille)	Id.	0 05	30	25 ou un	multiple de 25			67	19	Id.
		22	Taffetas anglais (bande de 10 centimètres sur 5)	Id.	0 10	1	»	»	»		»	»	Id.
68	Médicaments (au mètre).	1	Baudruche gommée, de 0m,10 de largeur	Mètre	0 70	1	»	»	»	Bocal pour fleurs et racines, de 1 litre	12	26	Couvert avec une capsule. (Ces trois substances seront placées dans le même bocal.)
		2	Percaline agglutinative, de 0m,10	Id.	0 20	2	»	»	»		»	»	Ne sera délivré que jusqu'à épuisement des approvisionnements actuels.
		3	Sparadrap caoutchouté mercuriel, de 0m,20	Id.	1 50	2	1	»	»	Étui en fer-blanc, pour 2 mètres de sparadrap	70	43	Ne seront accordés qu'après épuisement complet des approvisionnements de sparadrap diachylon gommé et de sparadrap emplastique mercuriel.
		4	Sparadrap caoutchouté simple, de 0m,20	Id.	1 00	2	1	»	»	Étui en fer-blanc, pour 2 mètres de sparadrap	»	»	
		9	Sparadrap emplastique de diachylon gommé, de 0m,20	Id.	0 20	4	2	»	»	Id.	»	»	Étui d'origine.
		10	Sparadrap emplastique révulsif de thapsia, de 0m,20	Id.	0 80	1	»	»	»	Id.	»	»	Id.
		11	Sparadrap emplastique vésicant sur toile cirée, de 0m,20	Id.	2 30	1	»	»	»	Id.	»	»	
69	Accessoires de pharmacie (au poids).	6	Papier parchemin	Kilogr.	2 00	0 500	»	»	»		69	6	

DÉNOMINATION ET CLASSIFICATION DES MATIÈRES ET OBJETS				UNITÉ réglementaire.	PRIX ministériel.	QUANTITÉS FIXES POUVANT ÊTRE DEMANDÉES pour 3 mois.				DÉSIGNATION DES CONTENANTS.	NUMÉROS D'ORDRE par		OBSERVATIONS.
PAR UNITÉ SOMMAIRE		**PAR UNITÉ DÉTAILLÉE**									unité sommaire.	unité détaillée.	
Numéro.	Dénomination.	Numéro.	Dénomination.										
70	Accessoires de pharmacie (au nombre).	1	Boîtes en sapin, assorties...... A.	Nomb.	fr. c. 1 10 le cent.	25	»	»	»		70	1	
		2	Bouchon de liège, grand....... A.	Id.	2 80 le cent.	25	»	»	»		70	2	Un certain nombre de ces bouchons pourront être demandés paraffinés.
		3	— petit........ A.	Id.	1 00 le cent.	50	»	»	»		70	3	
		8	Etiquettes à bocaux, non imprimées, blanches ou rouge orangé, de 9, de 11 et de 13 centimètres......	Id.	1 00 le cent.	suivant les besoins	»	»	»		70	8	
		9	Etiquettes passe-partout blanches ou rouge orangé de 6, de 8 et de 10 centimètres...............	Id.	0 50 le cent.	suivant les besoins	»	»	»		70	9	
		10	Etiquettes pour les poisons........	Id.	0 30 le cent.	suivant les besoins	»	»	»		70	10	
		11	Etui en fer-blanc pour pilules.....	Id.	0 10	2	»	»	»		70	11	
		12	Etui en fer-blanc, pour 2 mètres de sparadrap, en 0m,20............	Id.	0 25	1	»	»	»		70	12	
		13	Etui en fer-blanc, pour 1 mètre de sparadrap, en 0m,20	Id.	0 20	1	»	»	»		70	13	
		15	Fiole à médecine 250 millilitres.	Id.	0 10	10	»	»	»		70	15	Ces fioles seront utilisées comme poudriers pour l'expédition des médicaments aux infirmeries.
		16	verre blanc ou jaune 125 millilitres.	Id.	0 08	30	»	»	»		70	16	
		17	à ouverture 60 millilitres.	Id.	0 06	20	»	»	»		70	17	
		18	étroite ou large de 30 millilitres.	Id.	0 05	10	»	»	»		70	18	
		21	Pain azyme rond...............	Id.	0 30 le cent.	100	»	»	»		70	21	
		23	Papier à filtrer ordinaire, blanc ou gris (la main)...............	Id.	0 60	1	»	»	»		70	23	
		27	Papier bulle, dit à enveloppes (la main).................. A.	Id.	0 30	1	»	»	»		70	27	
		29	Papier rouge orangé, gommé, pour étiqueter les médicaments dangereux (la main)...............	Id.	2 00	1/4	»	»	»		70	29	6 feuilles.
72	Réactifs et accessoires de laboratoire (au poids).	104	Réactif cupro-sodique............	Kilogr.	3 50	0 100	»	»	»	Flacon dit goulot, de 12 centilitres..	12	117	Bouchon en caoutchouc.
		118	Sodium. Soude caustique à la chaux.	Id.	2 00	0 040	»	»	»	Id.	12	117	En solution au dixième. Bouchon en caoutchouc.
		4	Agitateur en verre,.............	Nomb.	0 10	4	»	»	»		73	1	Pour le perchlorure de fer, la liqueur cupro-sodique et la soude caustique en solution au dixième.
		4	Bouchon en caoutchouc, de 19 à 5mm de diamètre inférieur......	Id.	0 30	3	»	»	»		73	4	
8	Réactifs et accessoires de laboratoire (au nombre).	19	Papier tournesol bleu ou rouge....	Id.	0 15 le cahier	2	»	»	»		73	19	
		23	Tube fermé, pour essais, de 16 centimètres de long sur 15 millimètres de diamètre...............	Id.	0 10	10	»	»	»		73	23	
		24	Valet en paille tressée...........	Id.	0 50	2	»	»	»		73	24	
		25	Verre de montre de 30 à 64 millimètres................	Id.	0 30	6	»	»	»		73	25	

	DÉNOMINATION ET CLASSIFICATION DES MATIÈRES ET OBJETS						
PAR UNITÉ SOMMAIRE.		PAR UNITÉ DÉTAILLÉE.					
Numéro.	Dénomination.	Numéro.	Dénomination.	UNITÉ RÉGLEMENTAIRE.	PRIX MINISTÉRIEL.	QUANTITÉS fixes constituant l'approvisionnement d'une infirmerie.	OBSERVATIONS.
					fr. c.		
74	Matières et objets de pansement (au nombre)....	1	Bandage carré	Nombre.	0 30	4	
		2	— de corps	Id.	0 70	4	
		3	— en T	Id.	0 45	2	
		4	— triangulaire	Id.	0 25	2	
		9	Bande roulée, en flanelle, de 3m sur 0m,05	Id.	0 40	4	
		10	— — de 5m sur 0m,07	Id.	0 80	4	
		16	— en toile, de 3m sur 0m,03	Id.	0 15		
		17	— — de 3m sur 0m,04	Id.	0 15		
		18	— — de 3m sur 0m,05	Id.	0 20		
		19	— de 3m sur 0m,055	Id.	0 20	Suivant les besoins.	
		20	— de 3m sur 0m,06	Id.	0 20		
		21	— de 4m,50 sur 0m,085	Id.	0 30		
		31	Compresse en toile, grande	Id.	0 20		
		32	— — moyenne	Id.	0 10		
		33	— — petite	Id.	0 05		
		34	Coton cardé supérieur (paquet de 0k,500)	Id.	1 00	8	Enveloppé de papier imperméable.
		40	— cardé pour rembourrage (paquet de 0k,500)	Id.	0 75	10	
		41	— hydrophile (paquet de 0k,250)	Id.	0 50	4	
		46	Drap en toile pour pansements, grand	Id.	3 00	2	
		47	— — petit (demi-drap)	Id.	1 50	4	
		48	Drap fanon en toile, pour cuisse	Id.	0 75	4	
		49	— pour jambe	Id.	0 40	4	
		50	Echarpe quadrilatère en toile	Id.	0 30	4	
		51	— triangulaire en toile	Id.	0 40	4	
		52	Epingles à pansement	Id.	0 10 le cent.	Suivant les besoins.	
		54	Epingles à suture, ordinaires	Id.	0 40 le cent.		Grosses, moyennes ou fines (de 7, 5, 3 ou 1 1/10 de millimètre de diamètre).
		64	Fil d'argent moyen (rouleau de 0m,50)	Id.	0 70	1	Du 0m,0005 d'épaisseur.
		65	— fin —	Id.	0 40	1	De 0m,0003 d'épaisseur.
		70	Gaze à pansement apprêtée, en 0m,65 de large (paquet de 20 mètres)	Id.	2 40	1	
		71	Gaze à pansement non apprêtée, en 0m,70 de large (paquet de 40 mètres)	Id.	1 20	2	
		77	Plume métallique pour la vaccination (vaccinostyle)	Id.	1 40 le cent.	30 (A)	L'emploi des lancettes à vacciner demeurant autorisé, l'emploi du vaccinostyle est facultatif.
		78	Soie à ligatures (bobine de)	Id.	0 50	1	Du n° 0 ou 3; bobine de 20 mètres.
		81	Suspensoir en toile	Id.	0 75	10	
		83	Tube à drainage en caoutchouc, feuille mackintosh, de 1m de long	Id.	0 80	2	Non perforé, Des n°s 8 et 16 de la filière métrique.
75	Matières et objets de pansement (au poids).....	2	Charpie	Kilogr.	1 00	Suivant les besoins.	
		4	Talc de Venise en poudre	Id.	0 50	1 000	Dans un flacon dit poudrier de 1 litre. (Passé au tamis fin.)

(A) Quantité fixée pour trois mois.

DÉNOMINATION ET CLASSIFICATION DES MATIÈRES ET OBJETS

PAR UNITÉ SOMMAIRE.		PAR UNITÉ DÉTAILLÉE.		UNITÉ RÉGLEMENTAIRE.	PRIX MINISTÉRIEL.	QUANTITÉS fixes constituant l'approvisionnement d'une infirmerie.	OBSERVATIONS.
Numéro.	Dénomination.	Numéro.	Dénomination.		fr. c.		
76	Tissus pour pansements	4	Tissu imperméable pour alèzes, en 0m,80 de large	Mètre.	2 50	6 000	
		5	— pour pansements, en 1m,20 de large	Id.	2 50	10 000	
77	Objets et accessoires pour pansements	2	Compte-gouttes à tube de caoutchouc, pour instillations	Nombre.	0 10	2	
		7	Lacs en treillis avec boucle	Id.	0 10	40	
		9	Œillère en verre	Id.	0 20	5	
		10	Papier imperméable (feuille de)	Id.	0 15	Suivant les besoins.	
		11	Pinceau en blaireau pour pansements A.	Id.	0 50	5	
		12	Ruban métrique A.	Id.	0 40	4	
		13	Seringue en verre pour injections avec étui	Id.	0 20	Suivant les besoins.	
		15	Ventouse en verre A.	Id.	0 20	16	Grandes....... 4. Moyennes..... 8. Petites....... 4.
78	Appareils et objets pour fractures (au nombre)	1	Bandage à fracture pour avant-bras	Id.	2 00	4	
		2	— pour bras	Id.	2 00	4	
		3	— pour cuisse	Id.	10 00	4	
		4	— pour jambe	Id.	6 00	1	
		5	Béquille à sabot mobile en caoutchouc (l'unité)	Id.	5 00	2	Moyennes.
		6	Béquillon	Id.	4 00	2	
		15	Coussin matelassé pour gouttière de — bras et avant-bras, côté droit	Id.	1 00	1	
		16	— côté gauche	Id.	1 00	1	
		23	cuisse et jambe, côté droit	Id.	1 80	1	
		24	— côté gauche	Id.	1 80	1	
		28	jambe	Id.	1 30	1	
		29	Coussin ordinaire, grand	Id.	1 00	2	N'est garni qu'au moment du besoin.
		30	— moyen	Id.	0 60	2	Id.
		31	— petit	Id.	0 50	2	Id.
»	»	»	Savonnette A.	Id.	0 25	Suivant les besoins.	
»	»	»	Eponge ordinaire A.	Kilogr.	12 00	Suivant les besoins.	
»	»	»	Ligroïne (essence de pétrole blanche rectifiée, à 0m,700). A.	Id.	3 00		Pour thermo-cautère.